Bárbara Rosa Pineda Machado
Rogelio Pineda Cabrera
Maria del Rosario Pineda Machado

Caracterización de la Diabetis Mellitus

Bárbara Rosa Pineda Machado
Rogelio Pineda Cabrera
Maria del Rosario Pineda Machado

Caracterización de la Diabetis Mellitus

La Diabetes Mellitus (DM). Enfermedad frecuente en la clínica humana

Editorial Académica Española

Imprint
Any brand names and product names mentioned in this book are subject to trademark, brand or patent protection and are trademarks or registered trademarks of their respective holders. The use of brand names, product names, common names, trade names, product descriptions etc. even without a particular marking in this work is in no way to be construed to mean that such names may be regarded as unrestricted in respect of trademark and brand protection legislation and could thus be used by anyone.

Cover image: www.ingimage.com

Publisher:
Editorial Académica Española
is a trademark of
Dodo Books Indian Ocean Ltd. and OmniScriptum S.R.L publishing group

120 High Road, East Finchley, London, N2 9ED, United Kingdom
Str. Armeneasca 28/1, office 1, Chisinau MD-2012, Republic of Moldova, Europe
Printed at: see last page
ISBN: 978-613-9-41183-2

Resumen

La Diabetes Mellitus es una de las enfermedades más frecuentes en la clínica humana. Su atención se centra tanto en la prevención, como en mejorar su control, tratamiento y pronóstico por lo que la caracterización de las personas con diabetes es esencial para efectuar su evaluación de forma integral y ofrecer un tratamiento médico individualizado. Se realizó el estudio con el objetivo de Describir la incidencia de la Diabetes Mellitus en el policlínico Ángel Ortiz Vázquez de Manzanillo; el estudio, transversal y descriptivo, con 110 pacientes diabeticos de diagnóstico reciente pertenecientes al área de salud del Policlínico, en el período de enero a diciembre de 2019 demostró que la edad media es de 56.9 años; entre los factores de riesgo asocidos predominaron la hipertensión arterial 49 (44.5%), los diabéticos con antecedentes familiares de Diabetes Mellitus 30 (27.2%) y la obesidad 36 (33%) .La comorbilidad fue prevalente a expensas de la hipertensión arterial al presentarse en 49 de los pacientes, lo que representa el 44.5% solamente a 7 pacientes se les diagnosticó más de una patología.Predominó la Diabetes Mellitus tipo 2 en 108 pacientes (98.2%) y el sexo femenino 65 (59%). La diabetes se presenta en nuestro medio en personas mayores de 50 años, asociada a la obesidad y la hipertensión arterial. Las complicaciones crónicas de la diabetes están presentes en un porcentaje elevado de casos al momento del diagnóstico inicial de dicha enfermedad.

Palabras clave: Diabetes Mellitus, factor de riesgo.

Índice

Introducción

El 20 de diciembre de 2006 la Asamblea General de las Naciones Unidas en la Resolución 61/225, designó el 14 de noviembre Día Mundial de la Diabetes [1], convirtiendo esta fecha como un día oficial de la salud de la organización de Naciones Unidas (ONU)

El Día Mundial de la Diabetes (DMD) fue instaurado por la Federación Internacional de Diabetes (FID) y la Organización Mundial de la Salud (OMS) en 1991, como respuesta al alarmante aumento de los casos de diabetes en el mundo, y tiene como objetivo que los diabéticos, el personal sanitario, las instituciones y la sociedad en general tomen conciencia, por un lado, del alcance, las características y las posibles consecuencias de esta enfermedad y, por otra parte, de los beneficios y repercusiones positivas de un tratamiento adecuado y del control y un estilo de vida sano [2].

La diabetes mellitus (DM) es un problema de salud reconocido por la humanidad desde hace miles de años. Los registros más antiguos acerca de esta enfermedad se encuentran en el papiro de Ebers (1535 a.C.), en el que se describe a una enfermedad caracterizada por el flujo de grandes cantidades de orina, además de remedios y medidas para tratarla, entre éstas algunas restricciones dietéticas [3].
Su atención se centra tanto en la prevención, como en mejorar su control, tratamiento y pronóstico. La diabetes, se inicia fisiológicamente como un deterioro celular, puede desarrollar devastadoras complicaciones en los pacientes y producir un impacto socioeconómico importante a nivel mundial, con aumento del

costo tanto personal como social, no sólo en su tratamiento sino también en la pérdida de años de vida útil.

Varios estudios efectuados en esta década comprueban que la educación sobre diabetes, enfocada a promover un estilo de vida saludable, reduce el riesgo de complicaciones en el paciente. Más aun, la educación a la población general determina una mayor demanda a las instituciones de salud para la detección precoz y el tratamiento adecuado de la enfermedad

La diabetes mellitus (DM) es un conjunto de trastornos metabólicos, que afecta a diferentes órganos y tejidos, dura toda la vida y se caracteriza por un aumento de los niveles de glucosa en la sangre: hiperglucemia [4-6]. La causan varios trastornos, siendo el principal la baja producción de la hormona insulina, secretada por las células β de los Islotes de Langerhans del páncreas endocrino, o por su inadecuado uso por parte del cuerpo, que repercutirá en el metabolismo de los hidratos de carbono, lípidos y proteínas. La diabetes mellitus y su comorbilidad constituyen actualmente la principal causa de preocupación en salud pública [7,8].

La Organización Mundial de la Salud (OMS) estimó, en 2015, que alrededor de 171 millones de personas eran diabéticas en el mundo y que llegarán a 370 millones en 2030[5]. Este padecimiento causa diversas complicaciones, dañando frecuentemente a ojos, riñones, nervios y vasos sanguíneos. Sus complicaciones agudas (hipoglucemia, cetoacidosis, coma hiperosmolar no cetósico) son consecuencia de un control inadecuado de la enfermedad mientras sus complicaciones crónicas (cardiovasculares, nefropatías, retinopatías, neuropatías y daños microvasculares) son consecuencia del progreso de la enfermedad.

Según datos de la OMS, es una de las 10 principales causas de muerte en el mundo [4,7].

Es notable que entre las formas de tratar la DM figuraran desde la antigüedad las modificaciones de la dieta y el aumento de la actividad física, ambas ejes del tratamiento actual. A la humanidad le ha llevado muchos años llegar a tener el conocimiento contemporáneo de la DM [3].

Problema práctico. La Diabetes Mellitus es una enfermedad tratable y controlable, pero no curable, que requiere de un tratamiento integral, en el que la participación del enfermo resulta fundamental; pero ésto sólo puede lograrse a través de un proceso educacional que durará toda la vida.

En dicha labor interviene todo el equipo de salud, en el que el médico constituye un rol importante en la búsqueda de nuevos casos en la población de alto riesgo y a la pesquisa de los factores de riesgo: obesidad, hipertensión arterial y sedentarismo.

Sólo la prevención y detección precoz de los factores de riesgo, así como su corrección, pueden disminuir la alta morbilidad y la mortalidad de esta complicación.

La labor educativa resulta necesaria, pues es importante que los pacientes conozcan mejor su enfermedad, eliminen o disminuyan factores de riesgo y se inmunicen contra procesos infectocontagiosos a fin de garantizar su autocontrol y compensación psicológica mediante una sistemática dispensarización en su área de salud [9].

El trabajo del médico y su equipo en torno a este problema de salud es sustentado en el Programa de Prevención y Control de esta enfermedad para la

Atención Primaria de Salud el cual permite lograr un mejoramiento de la calidad de vida de los pacientes diabéticos respecto a sus complicaciones.

Gracias al desarrollo de la ciencia, la técnica y la transformación social, Cuba deja atrás, las altas tasas de morbimortalidad por enfermedades infectocontagiosas, siendo ahora las enfermedades crónicas no transmisibles, las de mayor incidencia en la población; entre ellas, la Diabetes Mellitus, que como problema de salud, está ganando terreno, tanto en el mundo desarrollado, como en los países en vía de desarrollo [10].

La (DM) es una enfermedad de primera importancia a nivel de salud pública en todo el mundo, por ser una de las patologías no transmisibles más frecuentes por la severidad y diversidad de sus complicaciones crónicas [11].

Durante los últimos 25 años se han incrementado de manera dramática el número de personas con diabetes en el mundo, la prevalencia e incidencia de Diabetes en varias poblaciones, y el número de estudios que describen la frecuencia de diabetes en distintos entornos sociales y geográficos.

El escaso conocimiento de los factores de riesgos de dicha enfermedad, unido a que esta patología es una de las más frecuentes en esta área de salud, es lo que ha motivado al estudio de esta enfermedad, por ello se plantea el siguiente **problema científico:** ¿Cuál es el comportamiento de la Diabetes Mellitus en la población del policlínico "Ángel Ortiz Vázquez" del municipio Manzanillo durante el período, enero a diciembre -2019?

El **objeto de estudio** lo constituye la población del policlínico "Ángel Ortiz Vázquez" En consecuencia, el **campo de acción** se ubica en el comportamiento de la Diabetes Mellitus.

Lo anterior se justifica por la necesidad de caracterizar la población enferma con Diabetes Mellitus del policlínico en estudio. Lo antes expuesto se hace necesario pues se trata de una enfermedad con un enorme impacto social, económico y sanitario asociada a una elevada tasa de morbimortalidad con un acelerado incremento de su prevalencia.

La **conveniencia** está determinada por la necesidad de disminuir la carga de morbilidad y mortalidad por las complicaciones derivadas del padecimiento de Diabetes Mellitus así como la disminución del impacto en la calidad de vida por este evento. A pesar de que se cuenta con una concepción científica-metodológica para trabajar en función de la salud, prevenir la muerte por esta causa y realizar un diagnóstico preciso con ausencia de tecnología de punta que lo sustente, se hace imprescindible la existencia de sistemas de conocimientos exactos y precisos expresados como pautas diagnósticas, tratamiento y protocolos de actuación.

La **relevancia social** en la actualidad surge de la prioridad de enfrentar la morbilidad y mortalidad por el padecimiento de Diabetes Mellitus relacionada con las insuficiencias que se presentan en el sistema de conocimientos. Por lo antes expuesto se necesita interpretar mejor las posibles complicaciones e influencia sobre la calidad de vida de los pacientes que presenten esta enfermedad.

La **justificación** del estudio está dada en la necesidad de caracterizar a los enfermos de Diabetes Mellitus del policlínico Angel Ortíz El estudio se justifica, además, por la conveniencia de las conductas diagnósticas y preventivas practicadas en los servicios de atención primaria de salud como método eficaz para establecer, en el futuro, una conducta precisa y personalizada en el proceso de atención al paciente enfermo. Estudio que servirá de fuente bibliográfica y de consulta para el profesional de la salud permitiendo de tal manera mejorar las acciones intervencionistas y terapéuticas en los servicios de atención primaria de salud.

El **aporte práctico** está determinado en la incidencia deletérea de un problema de salud, que se presenta con una relativa alta frecuencia: muerte, perdida de la calidad de vida, minusvalía y discapacidad esclareciendo los puntos más vulnerables, hacia los que debe orientarse el trabajo investigativo, de manera que se abarque a los servicios de atención primaria como un sitio con capacidad cada vez mayor de resolución de problemas de salud lo que constituye a su vez la motivación de la autora.

Aporte científico

El aporte científico de esta investigación está dado en abordar un programa priorizado del sistema de salud publico encaminado a revelar la morbilidad por diabetes mellitus permitirá a la comunidad científica y profesionales   evaluar si la tendencia de esta problemática ha variado y en qué sentido, que les aporte los elementos de juicio acerca de la efectividad de las medidas implementadas, a partir de la presencia de la enfermedad y de esta ser uno de los problemas de salud del área es que se hace necesario realizar un estudio observacional no experimental con el propósito de elevar la calidad de vida de estos pacientes y modificar su estilo y modo de vida.

La **novedad científica** radica en que a pesar de existir un número amplio de investigaciones sobre el padecimiento de la Diabetes Mellitus en nuestra provincia y país no existen estudios relacionados con la incidencia en el área de salud objeto de estudio. Se pretende establecer referentes para futuras investigaciones.

Objetivos

General

Describir la incidencia de la Diabetes Mellitus en el policlínico # 2 Ángel   Ortiz Vázquez de Manzanillo en el año 2019

Específicos

1. Caracterizar los pacientes diabéticos según variables seleccionadas.

2. Describir variables representadas como factores de riesgos con la aparición de la Diabetes Mellitus.

.

Marco Teórico

La diabetes mellitus (DM) es una enfermedad crónica de etiología múltiple, caracterizada por hiperglucemia crónica con trastornos del metabolismo de carbohidratos, grasas y proteínas a causa de la deficiencia en la secreción de insulina o de su acción por el aumento de la resistencia periférica a la misma. Esta hiperglucemia crónica produce a largo plazo lesiones que ocasionan daño, disfunción e insuficiencia de varios órganos [12-15].

La DM es un trastorno endocrino-metabólico crónico, que afecta la función de todos los órganos y sistemas del cuerpo, el proceso mediante el cual se dispone del alimento como fuente energética para el organismo (metabolismo), los vasos sanguíneos (arterias, venas y capilares) y la circulación de la sangre, el corazón, los riñones, y el sistema nervioso (cerebro, retina, sensibilidad cutánea y profunda) [13,14].

La diabetes es un trastorno crónico de base genética caracterizado por tres tipos de manifestaciones: un Síndrome metabólico consistente en hiperglucemia, glucosuria polifagia, polidipsia, poliuria y alteraciones en el metabolismo de los lípidos y de las proteínas [16-18]; un Síndrome vascular que puede ser macroangiopático y microangiopático, que afecta a todos los órganos, y un Síndrome neuropático que puede ser a su vez autónomo y periférico.

Existen otro conjunto de síntomas y signos menos frecuentes como la vaginitis en mujeres, balanitis en hombres, aparición de glucosa en la orina u orina con sabor dulce, amenorrea, impotencia sexual masculina, hormigueo o adormecimiento de manos y pies, piel seca, úlceras o heridas que cicatrizan lentamente [19,20].

Este padecimiento causa diversas complicaciones, dañando frecuentemente a ojos, riñones, nervios y vasos sanguíneos [21]. Sus complicaciones agudas (hipoglucemia, cetoacidosis, coma hiperosmolar no cetósico) son consecuencia de un control inadecuado de la enfermedad mientras sus complicaciones crónicas (cardiovasculares, nefropatías, retinopatías, neuropatías y daños micro vasculares) son consecuencia del progreso de la enfermedad [18,21,22,23].

La DM es una de las enfermedades más frecuentes en la clínica humana. Más de 1 millón de niños y adolescentes tienen diabetes tipo 1 de igual manera 1 de cada 6 nacimientos se ve afectado por un alto nivel de glucosa en sangre (hiperglucemia) en el embarazo, 3 de cada 4 personas con diabetes viven en países de renta baja y media, (327 millones) dos terceras partes de las personas con diabetes están en edad laboral. En el año 2017 la diabetes causó 4 millones de muertes y al menos 727 mil millones USD en gasto sanitario mayor que el presupuesto en defensa combinados de los EEUU y China [24].

Las estimaciones de la Federación Internacional de Diabetes (FDI) al término del 2019 fue de 463 millones de personas diagnosticadas, para el año 2030, 578 millones y para el 2045, 700 millones de personas lo que representa un 51% de incremento de los enfermos [25,,9].

El número de personas con diabetes en el continente Americano en el año 2019 se encontraba alrededor de 80 millones y se calcula que en el 2030 la prevalencia mundial sea del 9 % (96 millones). Aún más alarmantes son las estimaciones para el 2045, que se piensa alcanzarán los 112 millones (1 de cada 6 adultos está en riesgo de desarrollar diabetes tipo 2; el 52 % del gasto sanitario relacionado con la diabetes a nivel mundial ocurre en esta región, según la FID) [26].

 La diabetes afecta a personas de todas las edades; normalmente, la prevalencia aumenta con la edad hasta los 60-69 años; Una de cada cinco personas mayores de 65 años tiene diabetes de igual menara que el 87% de las muertes relacionadas con la diabetes ocurren en países de ingresos bajos y medios donde viven 4 de cada 5 adultos con diabetes sin diagnosticar. No obstante, tan solo el 35% de los gastos sanitarios relacionados con la diabetes ocurre en estos países. Asimismo 1 de cada 3 adultos en riesgo de desarrollar diabetes tipo 2 vive en la región del Pacífico Occidental y el 67% de las personas con diabetes viven en diez países, en los que ocurre el 70% del gasto sanitario relacionado con la diabetes [26].

Actualmente se estima que su prevalencia en EE.UU. y la mayoría de los países europeos es superior al 5 % (7.8 % de las personas mayores de 20 años en EE.UU., según datos de 2008), aunque existen notables diferencias entre determinadas zonas geográficas y, sobre todo, entre individuos de ciertos grupos étnicos. Complica aproximadamente al 4 % de los embarazos, aunque también aquí existen grandes diferencias dependiendo de la población estudiada. Para el año 2000, se estimó que alrededor de 171 millones de personas eran diabéticas en el mundo y que llegarán a 370 millones en 2030 [14,27].

El Atlas más reciente indica que la prevalencia global de la diabetes ha alcanzado el 9,3%; más de la mitad de los adultos (50,1%) no ha sido diagnosticada. Alrededor de 90% de toda la población diabética está afectada por la diabetes tipo 2 [26].

El aumento en la cantidad de personas con diabetes tipo 2 obedece a una compleja conjugación de factores socioeconómicos, demográficos, ambientales y genéticos. Entre las variables clave figuran la urbanización, el envejecimiento poblacional, la menor actividad física y la mayor incidencia de sobrepeso y obesidad. Por razones desconocidas, la diabetes tipo 1 también va en aumento.

La diabetes afecta a todos los grupos etarios sin importar la geografía ni los ingresos. Más de 1,1 millones de niños y adolescentes menores de 20 años viven con diabetes tipo 1, mientras que tres de cada cuatro personas diabéticas (352 millones) se encuentran en edad laboral (20 a 64 años). Una de cada cinco personas mayores de 65 años tiene diabetes. El aumento en la prevalencia afecta la capacidad de los países de garantizar el acceso continuo y costeable a los medicamentos esenciales y la atención indicada. Así, muchas personas enfrentan dificultades para gestionar la diabetes y su salud queda en grave riesgo.

Las evidencias indican que la diabetes tipo 2 es altamente prevenible, mientras que el diagnóstico oportuno y el acceso a una atención adecuada en todos los tipos de diabetes puede contribuir a evitar o postergar las complicaciones en quienes sufren de este trastorno.

La novena edición del Atlas de la diabetes de la FID incluye otros hallazgos clave, por ejemplo:

❖ Se prevé que el total de personas con diabetes aumente a 578 millones hacia 2030 y a 700 millones hacia 2045.

❖ 374 millones de adultos tienen tolerancia alterada a la glucosa, realidad que los sitúa en alto riesgo de desarrollar diabetes tipo 2.

❖ La diabetes causó un gasto en salud calculado en 760.000 millones de dólares en 2019.

❖ La diabetes es una de las 10 principales causas de muerte; casi la mitad de los decesos ocurre en personas menores de 60 años.

❖ Una de cada seis personas nacidas vivas se encuentra afectada por la hiperglucemia en el embarazo.

China fue el país con un mayor número de enfermos de diabetes en 2019, llegando a superar los 116 millones de afectados. A este país le siguieron la India, con más de 77 millones, y Estados Unidos, con alrededor de 31 millones. Ahora bien, es preciso señalar que estos tres países son los más poblados del mundo. De hecho, los últimos registros señalan que representan más de un 40% de la población global. Aunque China se encuentre en primera posición respecto al número de casos, la prevalencia de la diabetes se situó en torno al 11% en 2019, por debajo de países como Alemania o México, donde más del 15% de la población adulta padecía de esta enfermedad. Según Ranking de los países con mayor número de enfermos de diabetes en 2019 [19,28].

La Organización Mundial de la Salud (OMS) señala que en las últimas décadas han aumentado sin pausa el número de casos y la prevalencia de la enfermedad, lo que supone también un incremento en los factores de riesgo conexos, como el sobrepeso o la obesidad. Asimismo, la prevalencia de la diabetes ha aumentado con mayor rapidez en los países de ingresos medianos y bajos [16,17].

 Por otra parte, al concluir el 2016 la diabetes fue la causa directa de 1,6 millones de muertes según el informe Global Health Estimates 2016: Deaths by Cause, Age, Sex, by Country and by Region, 2000-2016 publicado por la OMS en abril de 2018; la mayor parte de tales defunciones se produjeron en los países de ingresos medianos bajos [22,23].

El mencionado informe apunta además que, en 2016, Asia Sudoriental es la región con mayor número de defunciones por diabetes, seguido de las Américas y el Pacífico Occidental. Las regiones con menores cifras de decesos por este padecimiento son: Mediterráneo Oriental, África y Europa [13]. Por otra parte, la mayoría de las muertes por diabetes corresponden a adultos de edad avanzada a nivel mundial [29].

En Cuba, el Anuario Estadístico de Salud, en su 47 edición, indica que en 2018 la prevalencia de diabetes mellitus es de 64,3 por 1 000 habitantes, incluido todas las edades; de igual modo se reportan 2 378 defunciones por esta enfermedad, para una tasa de mortalidad de 21,1 por 100 000 habitantes, con lo cual la diabetes mellitus constituye la octava causa de muerte en el país.

Al cierre de 2019, se observaron los siguientes datos:

- ❖ Adultos con diabetes (20-79 años), por miles- 1.134,0
- ❖ Prevalencia comparativa de la diabetes ajustada por edad 20-79 años- 9,6
- ❖ Muertes relacionadas con la diabetes (20-79 años)- 8.593
- ❖ Uno de cada 8 adultos (20-79 años) tiene diabetes

La prevalencia de esta enfermedad en el año 2019 según presenta el Anuario Estadístico de Salud, en su 48 edición, es de 66,7 por 1000 habitantes, de ellas femeninos 77.7, masculino 55.6 con mayor incidencia los grupos etarios de 60-64 y 65 y más [30].

La DM constituyó, al cierre del 2019, la 8va causa de muerte con 2313 fallecidos para una tasa de 20.6 por 100 000 habitantes. Del total de fallecidos por esta causa 1 306 eran del sexo femenino para una razón de tasas por sexo masculino/femenino de 0.8. Los años de vida potencialmente perdidos se fijaron en 1.4 por 1000 habitantes.

Aunque los datos del Anuario Estadístico de Salud 2019 ubican a la diabetes como la octava causa de muerte en el país, los especialistas insisten en no perder de vista que este padecimiento constituye un factor de riesgo importante para aquellas enfermedades que ocupan los primeros puestos en esta lista [30].

En la   provincia Granma la problemática es similar. Se reporta en los últimos años una tendencia ascendente, tanto de la prevalencia como de la mortalidad por diabetes mellitus. En la citada región geográfica la prevalencia por DM fue de 57.0 por 1000 habitantes y esta enfermedad constituyó la 4ta causa de muerte con 140 fallecimientos para una tasa bruta de 16.8 por 100 000 habitantes y una tasa ajustada por edad de 9.0 por 100 000 habitantes [30].

En el municipio Manzanillo se reportan al cierre del 2019 un total 9517 casos nuevos diagnosticados con Diabetes Mellitus.

La evidencia científica ya ha aportado elementos que permiten afirmar la relación nociva entre la diabetes y las enfermedades cardiovasculares y vasculares. Basta decir que el riesgo de padecer estas últimas se triplica para las personas que tienen alterados sus niveles de glucosa.

De ahí la importancia de la prevención de las complicaciones de este padecimiento, del control de una epidemia silenciosa como la obesidad, si se tiene en cuenta que alrededor del 80 por ciento de las personas obesas debutan con diabetes a lo largo de su vida. Cuba tiene un incremento sostenido en los últimos años tanto de obesidad como sedentarismo, con más del 50 por ciento de prevalencia de ambas condiciones por cada mil habitantes [31].

Éste es un factor de riesgo que puede tratarse y mejorar con actividad física y con una nutrición saludable. Tiene que estar en correspondencia con respetar los horarios de alimentación, la no ingestión de calorías en horas tardías de la noche, la calidad de lo que se come, el evitar alimentos fritos y harinas en exceso [17,32].

 Cuba, que es el país con mejor control glucémico de sus pacientes, según reportes de la Organización Panamericana de la Salud, no está muy lejos de esta realidad: la diabetes es la segunda causa para la enfermedad renal. Lo importante es la búsqueda activa del daño en el riñón desde que se diagnostica la diabetes con un seguimiento oportuno para retrasar y evitar complicaciones como la diálisis o el trasplante renal.

No es el único llamado de atención, pues la retinopatía –primera causa de ceguera– también guarda una estrecha relación con esta enfermedad metabólica crónica.

En cuanto a la amputación, otra de las grandes complicaciones de la diabetes, la prevención está dirigida a la detección del pie de riesgo de hacer una úlcera. «Si bien los índices de amputación han disminuido en más del 70 % en Cuba con la introducción del Heberprot-P, también ha sido esencial en este programa la generalización de un proyecto en todo el territorio nacional para detectar el pie de riesgo, y corregir las deformidades ortopédicas, y los problemas vasculares o dermatológicos para evitar la aparición de úlceras.

La diabetes mellitus es considerada actualmente como una epidemia por el acelerado incremento de su prevalencia. Ante esa creciente situación se han creado diferentes estrategias encaminadas a optimizar la atención de estos pacientes desde los diferentes niveles de atención, y de particular relevancia es la implementación en cada área de salud de las consultas de Atención Integral al Diabético [33].

Actualmente, no existe un tratamiento curativo lo cual provoca que la mortalidad en personas con diabetes se incremente a partir de los 45 años de edad alcanzando tasas superiores en aquellas con más de 65 años [12,33].

La Diabetes Mellitus (DM) es una de las enfermedades con mayor impacto socio sanitario, no solo por su alta prevalencia, sino por las complicaciones crónicas que produce lo cual conlleva a lucir una elevada tasa de mortalidad. Por tal motivo es considerada como una de las mayores epidemias del siglo XXI [34]. Un Síndrome vascular que puede ser macroangiopático y que puede ser a su vez autónomo y periférico [10].

Diseño Metodológico

Tipo de estudio.

La investigación según el eje clínico-epidemiológico se clasifica en observacional, descriptiva de corte transversal con el uso de técnicas cuantitativas y cualitativas, en casos nuevos de pacientes Diabéticos, en el área de salud Policlínica Universitario "Ángel Ortiz Vázquez", perteneciente al municipio Manzanillo, provincia Granma, en el período comprendido desde el 1ro de enero al 31 de diciembre 2019.

Universo y muestra

El universo estuvo representado por 112 pacientes diabéticos dispensarizados según criterios de inclusión y exclusión perteneciente al área de salud de estudio.

Muestra: No hay muestra, se estudiaran todos los casos.

a) Criterios de inclusión:

- ✓ Pacientes con diagnostico de Diabetes Mellitus durante el año 2019.
- ✓ Pacientes residentes permanentes en el municipio.
- ✓ No presentar trastorno psicológico que le impida participar en la investigación.

b) Criterio de exclusión:

- ✓ El abandono voluntario en el momento de la investigación.
- ✓ Fallecimiento durante el estudio

Métodos de investigación: Para la realización del trabajo se emplearon los siguientes **métodos científicos:**

   a) Métodos teóricos.

✓ **Histórico lógico** en el estudio del objeto y su campo para revelar las regularidades y tendencias que en los mismos se han manifestado.

Análisis de la literatura y documentación especializada, examinando los antecedentes históricos que caracterizaron el estudio y el abordaje epidemiológico de la Diabetes Mellitus.

✓ **Analítico Sintético**: Para el procesamiento de la información obtenida de la literatura y la experiencia personal en el tema. En la fundamentación de la necesidad del estudio (caracterización del objeto y campo de acción de la investigación, en la valoración de los hallazgos obtenidos), en cada una de las etapas de la investigación; así como en la elaboración de las conclusiones.

✓ **Inductivo deductivo.** Facilitó el procesamiento de la información y la valoración, estableciendo generalizaciones del estado actual en que se expresa la diabetes mellitus.

b) Métodos empíricos.

✓ **Análisis Documental**: Se realizó el estudio de documentos normativos del MINSAP(historia clínica y fichas familiar), búsqueda bibliográfica en Internet, página Web, textos básicos, revistas y artículos científicos publicados recientemente acorde al estudio. El análisis de las fuentes oficiales sirvió para la caracterización de los pacientes.

✓ **La observación** para apreciar el comportamiento sistémico y evolutivo de los pacientes enfermos de Diabetes Mellitus en el área de salud objeto de estudio.

Por último se revisó y consultó la bibliografía nacional e internacional más actualizada con el objetivo de profundizar en los elementos teóricos de esta temática.

Se llegó a conclusiones y recomendaciones al respecto.

Los resultados obtenidos se muestran en tablas y gráficos que permiten arribar a conclusiones (Anexos 2-7).

Tareas científicas:

Para lograr el desarrollo adecuado del estudio se planificaron un sistema de acciones relacionadas con los propósitos de la investigación, en las que se consideró factible; el cumplimiento de las siguientes tareas científicas:

1- Revisión de la bibliografía especializada acerca de la temática (las investigaciones en Cuba y en el mundo, así como las investigaciones análogas).

2- Recolección de datos para caracterizar a los pacientes según las variables objeto de estudio.

3- Procesar los resultados obtenidos y elaborar el informe final.

4- Aplicar los principios de la Ética Médica durante el desarrollo de la investigación.

Aspectos éticos

Se tuvo en cuenta los principios éticos de la investigación médica en humanos establecidos en la declaración de Helsinki enmendada por la 52 Asamblea General de Edimburgo Escocia, Octubre 2003.

<u>Definición de variables:</u>

Edad. Se define como la edad biológica medida en años de vida cumplidos identificados en el carnet de identidad.

Sexo. Se define como el sexo cromosómico expresado en la presencia de genitales externos, no sometidos a cirugía de reasignación de sexo, identificativos de la presencia o ausencia del cromosoma Y. Se consideraron en el estudio las categorías de:

- Masculino

- Femenino

Raza. Término que se utiliza para clasificar a la humanidad de acuerdo a las características biológicas visibles como la cantidad de melanina que tienen en la piel (es decir, su color) y ciertos rasgos faciales. Por eso en el lenguaje coloquial se habla de raza blanca, raza negra y raza amarilla.

Nivel escolar: Se tuvo en cuenta el último grado escolar vencido. Se consignaron en el estudio las siguientes categorías:

- Primaria: Se incluyó el sexto grado.

- Secundaria: Se tuvo en cuenta el noveno grado.

- Preuniversitario: Se incluyó hasta el duodécimo grado.

- Técnico Medio. Se incluyó a los pacientes con técnico medio.

- Universidad: Se incluyó a los pacientes con grado universitarios.

- Iletrado: se incliyó a los pacientes sin grado escolar.

Procedencia: Según zona de residencia urbana y rural.

Clasificación etiológica: Según el tipo de diabetes (Diabetes tipo I y Diabetes tipo II).

Comorbilidad: se define a la presencia de uno o más trastornos (o enfermedades). Indica una o varias condiciones médicas que existen simultáneamente en un paciente. Se consignaron en el estudio las referidas por los pacientes y revisadas en historia clínicas.

- Hipertensión arterial

- AVE isquémico

- EPOC

- Epilepsia

- Asma bronquial

- Insuficiencia cardiaca

Factores de riesgos: se define como cualquier rasgo, caracteristico o exposición de un individuo que aumente la probabilidad de sufrir la enfermedad. Se consignaron en el estudio los siguientes:

- Hábitos higiénicos dietéticos inadecuados

- Sedentarismo

- Obesidad

- Antecedentes familiares de diabetes

- Consumo inadecuado de algunos medicamentos.

- Madres de macrofetos(superior a 4500g)

- Hábitos de fumar

- hipercolesterolemia

- Hipertensión arterial.

Operacionalización de las variables:

Variable	Tipo	Escala	Descripción	Indicador
Edad	Cuantitativ a continua	• Años cumplidos	Ver definición de términos	Números absolutos y porcientos
Sexo	Cualitativa nominal dicotómica	• Masculino • Femenino	Ver definición de términos	Números absolutos y porcientos
Raza	Cualitativa	• Negra	Ver definición	Números

	nominal politómica	• Blanca • Mestiza	de términos	absolutos y porcientos
Nivel de escolaridad	Cualitativa nominal politómica	• Primaria • Secundaria. • Preuniversitario • T/M • Universidad • Iletrado	Ver definición de términos	Números absolutos y porcientos
Procedencia	Cualitativa nominal dicotómica	• Urbana • Rural	Ver definición de términos	Números absolutos y porcientos
Clasificación etiológica de la Diabetes	Cualitativa nominal dicotómica	• Diabetes tipo I • Diabetes tipo II	Ver definición de términos	Números absolutos y porcientos
Comorbilidad	Cualitativa nominal politómica	• Hipertensión arterial • AVE isquémico • EPOC • Epilepsia • Asma bronquial • Insuficiencia	Ver definición de términos	Números absolutos y porcientos

		cardiaca		
Factores de riesgos asociados	Cualitativa nominal politómica	• Hábitos higiénicos dietéticos inadecuados • Sedentarismo • Obesidad • Antecedentes familiares de diabetes • Consumo inadecuado de algunos medicamentos. • Madres de macrofetos (superior a 4500g) • Hábitos de fumar • hipercolesterolemia • Hipertensión arterial. .	Ver definición de términos	Números absolutos y porcientos

Presentación de los resultados:

Se presentaron en tablas y gráficos de frecuencia mediante el sistema Windows Vista.

Resultados

En un total de 110 pacientes casos nuevos diagnosticados con Diabetes Mellitus la edad media fue de 56.9 años con una moda de 68 en un rango de 9 a 92 años. (Gráfico 1) (Anexo # 2, Tabla 1). Predominó el sexo femenino (59.0%).(Anexo # 3). Tabla 2

Tabla 1. Distribución de pacientes con Diabetes Mellitus según edad cronológica. Policlínico # 2 Ángel Ortíz Vázquez de enero a diciembre 2019 (casos nuevos).

Rango de edades	Total de pacientes n=110	
	No	%
>15	1	0.9
15-19	1	0.9
20-29	6	5.45
30-39	4	3.63
40-49	19	17.27
50-59	30	27.27
60 y más	49	44.54

Gráfico 1. Pacientes con Diabetes Mellitus según edad cronológica. Policlínico # 2 Ángel Ortíz Vázquez de enero a diciembre 2019 (casos nuevos).

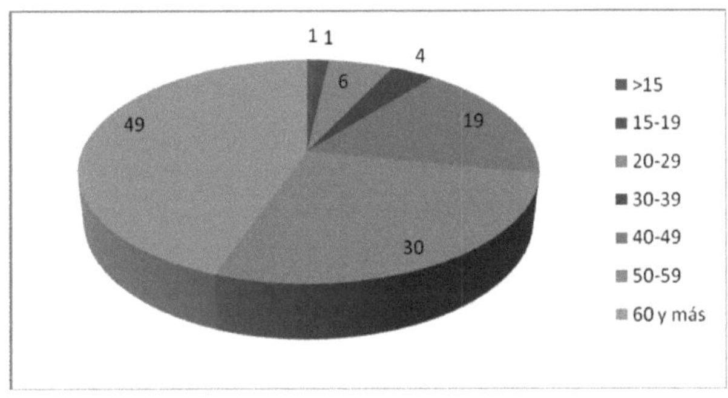

Fuente: Historias clínicas individuales.

Media: 56.9   Moda: 68   Rango: 9-92 años

Tabla 2. Pacientes con Diabetes Mellitus según sexo. Policlínico # 2 Ángel Ortíz Vázquez de enero a diciembre 2019 (casos nuevos).

Sexo	Total de pacientes n=110	
	No	%
Masculino	45	41
Femenino	65	59.0

Fuente: Historias clínicas individuales.

En el estudio realizado del total de la población o pacientes nuevos diagnosticados el 26.3% corresponde al sexo femenino del rango de edad de 60 y más, el 18.1 % a los masculino de igual rango de edad mientras que el 17.2 % de los pacientes son femeninos correspondientes al grupo de edad de 50-59.

(Anexo 4),tabla 3.

Tabla 3. Distribución de   pacientes diabéticos según edad y sexo. Policlínico # 2 Ángel Ortíz Vázquez de enero a diciembre 2019 (casos nuevos).

Rango de edades	Sexo				Total n=110	
	Masculino		Femeninos			
	No	%	No	%	No	%
>15			1	0.9	1	0.9
15-19	1	0.9			1	0.9
20-29	3	207	3	2.7	6	5.45
30-39	1	0.9	3	2.7	4	3.63
40-49	9	8.1	10	9	19	17.27
50-59	11	10	19	17.2	30	27.27
60 y más	20	18.1	29	26.3	49	44.54

Fuente: Historias clínicas individuales.

De los 110 pacientes estudiados predominaron los pacientes de color de piel mestiza el (52%) seguido por los de piel de color blanca (40 %) y la piel negra (8 %). 42 pacientes que representan el 38.1% son universitarios y el 20 % técnicos medio, el 79% procede de zona urbana mientras que prevalece en 98.2% la diabetes tipo ll según la clasificación etiológica. (Tabla 4,5,6 y 7).

Tabla 4. Distribución de   pacientes diabéticos según raza. Policlínico # 2 Ángel Ortíz Vázquez de enero a diciembre 2019 (casos nuevos).

Raza	Total de pacientes n=110	
	No	%
Blanca	44	40
Negra	9	8
Mestiza	57	52

Fuente: Historias clínicas individuales.

Tabla 5. Distribución de   Pacientes diabéticos según edad y nivel escolar. Policlínico # 2 Ángel Ortíz Vázquez de enero a diciembre 2019 (casos nuevos).

Rango de edades	Nivel escolar						
	Primaria	Secundaria	Pre universitaria	Universitaria	Técnico medio	iletrado	total
>15	1						1
15-19		1					1
20-29			2	3	1		6
30-39				3	1		4
40-49				18	1		19
50-59	6	4	10	8	2		30
60 y más	4	9	6	10	15	5	49
Total	11	14	18	42	20	5	110

Fuente: Historias clínicas individuales.

Tabla 6. Distribución de los Pacientes diabéticos según procedencia y sexo. Policlínico # 2 Ángel Ortíz Vázquez de enero a diciembre 2019 (casos nuevos).

Procedencia	Sexo					
	Masculino		Femeninos		Total	
	No	%	No	%	No	%
urbana	32	71	55	85	87	79
rural	13	29	10	15	23	21
total	45	100	65	100	110	100

Fuente: Historias clínicas individuales.

Tabla 7. Distribución de pacientes con Diabetes Mellitus según clasificación etiológica. Policlinico # 2 Ángel Ortíz Vázquez de enero a diciembre 2019 (casos nuevos).

Clasificación etiológica	Total de pacientes n=110	
	No	%
Diabetes tipo I	2	1.8
Diabetes tipo II	108	98.2

Fuente: Historias clínicas individuales.

La comorbilidad fue prevalente a expensas de la hipertensión arterial al presentarse en 49 de los pacientes, lo que representa el 44.5%. (Tabla 8).

Tabla 8. Distribución de pacientes con Diabetes Mellitus según comorbilidad.

Policlínico # 2 Ángel Ortíz Vázquez de enero a diciembre 2019 (casos nuevos).

Comorbilidad	Total de pacientes n=110	
	No	%
Hipertensión arterial	49	44.5
AVE isquémico	12	11
EPOC	2	2
Epilepsia	1	0.9
Asma bronquial	13	12
Insuficiencia cardiaca	23	21

Fuente: Historias clínicas individuales. Nota: El total no suma 110 pues un paciente puede presentar más de una patología.

En el estudio realizado se encontró que los factores de riesgo asocidos a la DM en 49 pacientes (44.5 %) la hipertensión arterial,seguido por obesidad 36 pacientes (33%) y Antecedentes familiares de diabetes 30 pacientes (27.2%). Tabla 9

Tabla 9. Distribución de pacientes con Diabetes Mellitus según factor de riesgo.

Policlínico # 2 Ángel Ortíz Vázquez de enero a diciembre 2019 (casos nuevos).

Factores de riesgos	Total de pacientes n=110	
	No	%
Hábitos higiènicos dietéticos inadecuados	26	23.6
Sedentarismo	15	13.6
obesidad	36	33
Antecedentes familiares de diabetes	30	27.2
Consumo inadecuado de algunos medicamentos.	4	3.6
Madres de macrofetos(superior a 4500g)	2	1.8
Hàbitos de fumar	24	21.8
hipercolesterolemia	9	8.1
Hipertensiòn arterial	49	44.5

Fuente: Historias clínicas individuales.

Nota: El total no suma 110 pues un paciente puede presentar más de un factor de riesgo.

Discusión

A nivel mundial, está ocurriendo un proceso de transición epidemiológica con un incremento de la morbilidad y la mortalidad por enfermedades no transmisibles y aunque el fenómeno es global es más acelerado en los países emergentes[6].

Entre las características clínico epidemiológicas más ostensibles de la diabetes figuran su predominio en edades tardías, en el sexo femenino, su localización en áreas urbanas, la frecuencia de historia familiar de diabetes, así como también la obesidad. Estas características encontradas en el presente estudio se corresponden con los trabajos realizados en nuestro país en fechas y lugares distintos[33,35-40].

De un total de 110 pacientes, la edad media fue de 56.9 años con una moda de 68 en un rango de 9 a 92 años predominando el sexo femenino con el 59.0%. Estos resultados están en correspondencia con la tendencia demográfica del país pues en el área de salud estudiada los adultos mayores de 60 años representaban el 35.63% del total de población lo que hace a la población muy envejecida según el índice de Rosset.

En Cuba, según reconoce el anuario estadístico de salud, al cierre del 2015 la relación de masculinidad era de 993 hombres por cada 1 000 mujeres, en números absolutos, 36 853 mujeres más que hombres, para una discreta pero ininterrumpida tendencia a la feminización poblacional, desde el 2012. El porcentaje de urbanización es de un 76.8% y el 19.4% de las personas tiene 60 años y más de edad.[41]

Autores peruanos encontraron resultados similares en los estudios realizados que muestran que la población femenina, en este grupo de edad, es la más afectada por la Diabetes Mellitus.[42] Yanes et al[43] en investigación realizada refiere que a los 75 años el 20% de la población padece esta patología y el 44% de los diabéticos tienen más de 65 años. A estas cifras contribuye el envejecimiento de la población mundial. Cedeño y Quesada[44] en un estudio realizado en Costa Rica plantean que la edad en que predomina esta enfermedad es la de 80 años y más. Independientemente de la morbilidad encontrada autores como Yanes et al[43] precisan que las enfermedades endocrinometabólicas son prevalentes en el sexo femenino por razones aun desconocidas.

Algunos estudiosos del tema refieren que después de los 60 y hasta los 69 años se eleva la probabilidad de padecer DM tipo II. Autores citados coinciden con otros referentes teóricos al plantear que en el sexo femenino es más frecuente la enfermedad, sobre todo entre los 60 y 65 años de edad.[42,15] Pérez et al[45], en su estudio, refieren que a los 65 años es más frecuente la enfermedad así como en el sexo femenino. Autores como Ramos et al[46], en el Camagüey, plantean que las féminas predominaron en su investigación. Heredia y Lugones en su investigación plantean que el sexo femenino es el más frecuente a pesar de que estos plantean que la enfermedad tiene estrecha relación con la menopausia.

Se considera que demográficamente en la provincia existen más féminas que hombres en una proporción de 1:1.02 para las personas de 60 y más años, por lo cual puede ser una causa de estos resultados, además en la mujer después de los 50 años se suceden cambios hormonales que la hacen propensa a la obesidad, sedentarismo, cambian también su estilo de vida y presentan malos hábitos dietéticos que pueden inclusive estar arraigados desde su juventud, factores de riesgo que hacen que estén más predispuestas de padecer dicha enfermedad[41].

De los 110 pacientes estudiados predominaron los pacientes de color de piel mestiza el (52%) seguido por los de piel de color blanca (40 %) y la piel negra (8

%). 42 pacientes que representan el 38.1% son universitarios y el 20 % técnicos medio, el 79% procede de zona urbana mientras que prevalece en 98.2% la diabetes tipoII.

Se encontró un predominio contradictorio de pacientes de piel blanca con respecto a la piel negra y mestiza. Si se tiene en cuenta el origen de etnias, esto no coincide con reportes de los CDC (Centros para el Control Y Prevención de Enfermedades), que informan que la prevalencia de DM en Norteamérica es mayor en población africana no-hispánica (12,6 %)[47]. Múltiples investigaciones y reportes internacionales coinciden en que la diabetes mellitus predomina en poblaciones de personas de piel negra, así como otras etnias descritas como amer-indios, asiáticos, polinesios y africanos[12,33,47,48].

La educación, la dieta y el ejercicio ajustados a la edad y complicaciones de cada cual, son la base del esquema terapéutico de los pacientes diabéticos sobre todo del tipo II, dejando la terapia medicamentosa cuando el control se torna difícil y los síntomas se acentúan. La educación al paciente acerca de mudanzas del estilo de vida, medicamentos y complicaciones potenciales por el descontrol metabólico, deben ser individualizada a su capacidad de entender la información y a su nivel de interés, para que pueda coadyuvar al tratamiento y control, evitando complicaciones desagradables o mutilantes que afecten su calidad de vida [40,49].

Por lo tanto, es nuestro interés que el costo de la ignorancia no supere al de la educación, por lo que sería muy importante el enfoque multifactorial de la diabetes en el nivel primario de salud.

Mateo de Acosta plantea que mediante la educación del paciente se logra la prevención, la cual está dirigida a la enfermedad y evita la aparición de sus complicaciones y la invalidez que éstas ocasionan[50] Deisy Aldana plantea que es obvio el papel que juega la educación para la salud tanto individual como colectiva; la educación es capaz de obtener una conducta consecuente en los casos señalados[51].

En un estudio, realizado por Valdés E. y col[52]. con 300 pacientes DM2 ingresados en el CAD de la provincia Granma , observó sobrepeso y obesidad en 219 casos (73 %). Estos resultados y los de la presente investigación avalan que también en nuestro medio existe una estrecha relación entre la DM y la obesidad.(ver anexo 7)

Existen muchos estudios que vinculan la HTA y la obesidad con la diabetes. En un trabajo publicado en el 2003 por Licea y otros con 183 personas con DM tipo 2 de diagnóstico reciente atendidas en el Centro de Atención al Diabético de Ciudad de La Habana, encontraron 46,9 % de hipertensos (86 casos) [53].

En un estudio realizado a 150 pacientes entre 2011 y 2012 por Valdés Ramos en el centro de atención al diabético en Granma, se detectó que la HTA estaba presente en estos pacientes hasta en un 62 %, y el exceso de peso corporal en el 90 %.(12) En otra investigación llevada a cabo en ese mismo centro un año más tarde reportó una asociación de la DM tipo 2 con HTA y exceso de peso corporal de 66,2 % y 80,9 % respectivamente[54].

Múltiples son los trabajos a nivel internacional que informan de esta fuerte asociación. En China[55], se encontró un riesgo mayor de diabetes en estudiantes con exceso de peso y altas cifras de presión arterial. Resultados similares han sido reportados en la literatura reciente[55-60].

Los datos encontrados en esta investigación coinciden con la literatura actual en que existe asociación entre diabetes, hipertensión arterial y obesidad (fig. 1), llegándose a encontrar el sobrepeso hasta en 87 % de la muestra (tabla 9).

Rodríguez Sáenz[61] reconoce que el padecimiento de enfermedades crónicas no transmisibles producen consecuencias de enorme trascendencia en una comunidad, población y país debido a sus implicaciones sociales y económicas. Dentro de las condiciones necesarias para la prevalencia de dichas enfermedades están: las características geográficas y climatológicas de las regiones, los factores económicos, sociales, estructurales, culturales e higiénicos de cada población[6,27,62].

Más del 80% de las personas en Cuba refieren padecer al menos de una enfermedad crónica. Según el estudio SABE y la Encuesta Nacional de Envejecimiento Poblacional, las mujeres refieren tener más enfermedades crónicas que los hombres, y a mayor edad, mayor cantidad de padecimientos. Las enfermedades crónicas que más se reportan son la hipertensión arterial, , cardiopatía isquémica y problemas nerviosos, entre otras[63]. La comorbilidad fue prevalente a expensas de la hipertensión arterial al presentarse en el 44.5% de los pacientes. Autores como Benítez Pozo et al citado por Pérez Armengol et al[63] encontraron que las enfermedades crónicas no transmisibles ocupaban el primer lugar particularmente la hipertensión arterial 55.6% seguidas de otras dentro de las cuales se incluyeron el deterioro cognitivo de cualquier origen y los estados depresivos; mientras que las enfermedades del sistema osteomioarticular fueron más frecuente en el sexo masculino con un 61%, así como también las patologías cardiovasculares y la diabetes mellitus.

Conclusiones

- El estudio realizado demostró el predominó del sexo femenino en la muestra (59.0 %) conjuntamente con la Diabetes Mellitus tipo II (98.2%) según la clasificación etiológica.

- Se presentó en personas mayores de 50 años y asociada a la hipertensión arterial,la obesidad y los antecedentes familiares de diabetes.

- La comorbilidad fue prevalente a expensas de la hipertensión arterial al presentarse en el 44.5% de los pacientes.

- Predominaron los pacientes de color de piel mestiza el (52%) seguido por los de piel de color blanca (40 %) y la piel negra (8 %), el 79% procede de zona urbana donde la universidad fue el nivel escolar de mayor repercusión.

Recomendaciones

Desde el punto de vista metodológico se considera necesario continuar estudios similares con otras enfermedades crónicas en el área de salud, como elemento previo a la realización de una estrategia de intervención, encaminada al mejoramiento de la calidad de vida de la población.

Referencias bibliográficas

1. Naciones Unidas. Resolución 61/225 [Internet]. New York: Organización de
   Naciones Unidas. 2009 [citado 27 Mar 2019]. Disponible en:
   https://www.paho.org/bra/index.php?option=com_docman&view=download&ali
   as=332-61-225-dia-mundial-diabetes-resolucion-aprobada-por-asamblea-
   general-2&category_slug=diabetes-mellitus-986&Itemid=965

2. Fundación para la Diabetes Novo Nordisk. [Internet]. Madrid: Fundación para
   la Diabetes Novo Nordisk; 2020 Qué es el Día Mundial de la Diabetes.
   Disponible en:
   https://www.fundaciondiabetes.org/diamundial/328/que-es-el-dia-mundial-
   de-la-diabetes

3. Chiquete E, Nuño González P, Panduro Cerda A. Perspectiva histórica de la
   diabetes mellitus. Comprendiendo la enfermedad. Investigación en Salud
   [Internet]. 2001 [citado 27 Mar 2019]; 3:[aprox. 5p.]. Disponible en:
   https://www.researchgate.net/publication/259640871_Antecedentes_historicos
   _de_la_diabetes_mellitus_comprendiendo_la_enfermedad/download

4. Sasplugas Fernández EO. Aspectos clínicos, epidemiológicos y terapéuticos
   en pacientes con Diabetes Mellitus en el CMF 6. [Tesis]. Universidad de
   Ciencias Médicas de Granma; 2016.

5. Palomo Luna J, Bestard Hartman IC, de la Fé Soca AM, Ramírez Salinas YM, Suárez Lescay C. Diabetes. Conceptos actuales. MEDISAN [Internet]. 2017 Mayo [citado 25 Feb 2019]; 16(5): 811-816. Disponible en: http://scielo.sld.cu/scielo.php?script=sci_arttext&pid=S1029-30192012000500018&lng=es

6. Lozano Álvarez EE. Algunas consideraciones sobre la diabetes mellitus. CCM [Internet]. 2018 Mar [citado 31 Oct 2019]; 18(1): 122-125. Disponible en: http://scielo.sld.cu/scielo.php?script=sci_arttext&pid=S1560-43812014000100016&lng=es

7. American Diabetes Association. Report of the expert committee on the diagnosis and classification of diabetes mellitus. Diab Care. 2016 [citado 12 Ene 2019]; 21: 5-19. Disponible en: http://care.diabetesjournals.org/content/21/Supplement_1/S5.full.pdf

8. Amara B. Funcionamiento y salud en el anciano. Jags, 2013; 37:189-99.

9. Yanes Quesada M, Cruz Hernández J, González Calero TM, Conesa González AI, Padilla Ledesma L, Hernández García P. Educación terapéutica sobre diabetes a adultos mayores. Rev. Cubana. Endocrinol [Internet]. 2018 [citado 27 Mar 2019]; 29(3):[aprox. 9p.]. Disponible en: http://www.revendocrinologia.sld.cu/index.php/endocrinologia/article/view/133/116

10. Pineda Machado R B, Rodríguez Corría N, Pineda Machado M R, Elizastegui Torres A. Afecciones vasculares periféricas en pacientes diabéticos. Multimed. [Internet] 2012[citado 20 Jul 2020]; 16(Supl1):[aprox. 21p.].Disponible

en:http://www.multimed.grm.sld.cu/index.php?option=com_content&view=articl e&id=101&Ite mid=34

11. Murillo Sevillano I. Diabetes mellitus. Algunas consideraciones necesarias. MediSur [Internet]. 2018 [citado 27 mar 2019]; 16(4):[aprox. 3p.]. Disponible en: http://medisur.sld.cu/index.php/medisur/article/view/4042/2624

12. Llamos Sierra N, Morales Larramendi R, Cardona Garbey D, Filiú Ferrea JL, Del Valle Díaz S, Escobar Yéndez NV, et al. Diabetes Mellitus. En: Roca Goderich. Temas de Medicina Interna. 5ta ed. La Habana: Editorial Ciencias Médicas; 2017. p. 225-71. [citado 27 mar 2019];Disponible en:www.bvs.sld.cu/libros_texto/roca_temas_medicina_interna_tomo3_quintaed icion/cap166.pdf

13. García Álvarez PJ, Cabreja Mola E, Estrada Brizuela Y. Morbimortalidad relacionada con el padecimiento de diabetes mellitus. AMC [Internet]. 2017 Oct [citado 10 Feb 2019]; 19 (5): 450-458. Disponible en: http://scielo.sld.cu/scielo.php?script=sci_arttext&pid=S1025-02552015000500004&lng=es.

14. Miranda Manrique G. Parámetros metabólicos en pacientes con esteatosis hepática no alcohólica y diabetes tipo 2 controlados versus no controlados. Rev. gastroenterol. Perú [Internet]. 2016 [citado 12 May 2019]; 36 (4): 336-339. Disponible en: http://www.scielo.org.pe/scielo.php?script=sci_arttext&pid=S1022-51292016000400008&lng=pt&nrm=iso

15. Céspedes Miranda EM, Riverón Forment G, Alonso Rodríguez C, Cabrera Pérez-Sanz E, Suárez Castillo N, Rodríguez Oropesa KM. Estrés oxidativo y

excreción urinaria de albúmina y en diabéticos tipo 2. Rev Cubana Invest Bioméd [Internet]. 2017 Dez [citado 28 Mar 2019]; 34(4): 347-356. Disponible en: http://scielo.sld.cu/scielo.php?script=sci_arttext&pid=S0864-03002015000400005&lng=pt

16. González Salamea C. Medicina de Familiares. Actualización en el manejo de prediabetes y diabetes tipo 2 en APS [Internet]. Rancagua, Chile: CEDIFAM Ltda; 2018 [citado 27 Mar 2019]. Disponible en: http://www.medicinadefamiliares.cl/Trabajos/Actualdiabetes2018.pdf

17. Organización Mundial de la Salud. Informe mundial sobre la diabetes [Internet]. Ginebra-Suiza: OMS; 2016 [citado 27 Mar 2019]. Disponible en: https://apps.who.int/iris/bitstream/handle/10665/254649/9789243565255-spa.pdf;jsessionid=FDB7A7AD7FD4BE3629029D75E54B0B5D?sequence=1

18. Fortea Altava M. Impacto de un programa educativo en el control de la diabetes mellitus tipo 2 [internet]. Castellón: Universidad Jaume I; 2017 [citado 27 Mar 2019]. Disponible en: https://www.tdx.cat/bitstream/handle/10803/442962/2017_Tesis_Fortea%20Altava_Milagros.pdf?sequence=1&isAllowed=y

19. Montier Iglesias A, Ramos Arencibia AL, Gómez García ML, Pérez Cardoso JJ, Quintana Pérez Q. Estrés oxidativo en la diabetes mellitus papel de la vitamina E y antioxidantes endógenos. Rev Ciencias Médicas [Internet]. 2018 Out [citado 28 Mar 2019]; 19(5): 973-985. Disponible en: http://scielo.sld.cu/scielo.php?script=sci_arttext&pid=S1561-31942015000500020&lng=pt

20. Vicente Sánchez B, Zerquera Trujillo G, Peraza Alejo D, Castañeda Álvarez E, Irizar Hernández J, Bravo Valladares T. Calidad de vida en el paciente diabético. Medisur [Internet]. 2018 [citado 2019 Mar 27]; 6(3):[aprox. 6 p.]. Disponible en: http://medisur.sld.cu/index.php/medisur/article/view/321

21. Rodríguez Jiménez Y. Percepción de la calidad de vida en pacientes adultos mayores con diabetes mellitus tipo II [Tesis]. Universidad de Ciencias Médicas de Granma; 2019.

22. Instituto Mexicano del Seguro Social. Guía de Práctica Clínica. Diagnóstico y Tratamiento Farmacológico de la Diabetes Mellitus Tipo 2 en el primer nivel de atención [Internet]. México, D.F: Instituto Mexicano del Seguro Social. Dirección de Prestaciones Médicas; 2018 [citado 27 Mar 2019]. Disponible en: http://www.imss.gob.mx/sites/all/statics/guiasclinicas/718GER.pdf

23. Pinilla-Roa AE, Barrera-Perdomo MP. Prevención en diabetes mellitus y riesgo cardiovascular: enfoque médico y nutricional. Rev. Fac. Med [Internet]. 2018 [citado 27 Mar 2019]; 66(3):[aprox. 9p.]. Disponible en: http://www.scielo.org.co/pdf/rfmun/v66n3/0120-0011-rfmun-66-03-459.pdf

24. FID. Cifras y datos sobre la diabetes. Disponible en https://worlddiabetesday.org/es/wddbrk/wp-content/uploads/2019/09/03_WDD-2019-Toolkit_Facts-and-Figures_ES.pdf

25. Román-González A, Cardona A, Gutiérrez J, Palacio A. Manejo de pacientes diabéticos hospitalizados. Rev. Fac. Med [Internet]. 2018 [citado 27 Mar 2019]; 66(3):[aprox. 7p.]. Disponible en: http://www.scielo.org.co/pdf/rfmun/v66n3/0120-0011-rfmun-66-03-385.pdf

26. International Diabetes Federation (FID) [Internet] Atlas de la diabetes de la FID 9a edición; 2019. [citado 27 Mar 2019]. Disponible en: https://www.diabetesatlas.org/upload/resources/material/20200121_121741_2408-IDF-A3-Global-factsheet-SP-final-210120.pdf

27. Amigo Castañeda P, Rodríguez Díaz M, Castañeda Gueimonde CM. Comportamiento intrahospitalario de los pacientes con diabetes mellitus. Rev Cubana Ortop Traumatol [Internet]. Ene-Jun 2018 [citado 12 May 2019]; 26(1): [aprox. 12 p.]. Disponible en: http://scielo.sld.cu/scielo.php?script=sci_arttext&pid=S0864-215X2012000100003

28. Stadistica [Internet] Hamburgo: Ranking de los países con mayor número de enfermos de diabetes en 2019[citado 12 May 2019]. Disponible en http://es.statista.com/estadisticas/634762/

29. Cuba. Centro Nacional de Información de Ciencias Médicas. Biblioteca Médica Nacional. Diabetes. Estadísticas Mundiales. Factográfico salud [Internet]. 2019 Jun [citado 20 Jun 2020];5(6):[aprox. 14 p.]. Disponible en: http://files.sld.cu/bmn/files/2019/06/factografico-de-salud-junio-2019.pdf

30. Cuba. Ministerio de Salud Pública. Anuario Estadístico de Salud [Internet] La Habana: Dirección de registros Médicos y Estadísticas de Salud; 2019 [citado 20 Jun 2020]. Disponible en https://files.sld.cu/bvscuba/files/2020/05/Anuario-Electr%C3%B3nico-Espa%C3%B1ol-2019-ed-2020.pdf

31. Fariñas Acosta L. Diabetes: ¿octava causa de muerte en Cuba? Granma [Internet] 7 de julio de 2020; Sección: Salud [citado 20 Jun 2020]. Disponible

en: http://www.granma.cu/todo-salud/2019-05-28/diabetes-octava-causa-de-muerte-en-cuba-28-05-2019-19-05-23

32. Castro Conde A, Marzal-Martín D. Diabetes tipo 2 en prevención secundaria. Recomendaciones de tratamiento [Internet]. Barcelona: Sociedad Española de Cardiología. Edición y Administración: Elsevier España, S.L.U; 2018 [citado 27 mar 2019]. Disponible en:

https://secardiologia.es/images/publicaciones/libros/2340-7352-dm2.pdf

33. Richard Prieto S, Miranda González D, Tosar Pérez MA. Características de la población diabética en el policlínico Victoria Cuba-Angola. Rev Cubana Med Gen Integr. 2018;35(2). [Internet]. 2018 [citado 27 mar 2019]; 35(2):[aprox. 3p.]. Disponible en:

http://scieloprueba.sld.cu/scielo.php?script=sci_arttext&pid=S0864-21252003000400004&lng=es&nrm=iso

34. Pérez Jiménez, D, Gámez Sánchez, D. Estado actual de la Mortalidad por Diabetes Mellitus en el mundo y en Cuba .Convención Internacional de Salud, Cuba, [Internet]. 2018 [citado 27 mar 2019]. ; 3:[aprox. 5p.]. Disponible en https://www.researchgate.net/publication/333308950.

35. MATEO DF. ACOSTADO O, AMARO MÉNDEZ S. Características clínicas de la diabetes mellitus en 250 pacientes de 15 años y más. Rev Cubana Med [Internet]. 2020 [citado 2020 Sep 26];10(6):[aprox. 4 p.]. Disponible en: http://www.revmedicina.sld.cu/index.php/med/article/view/182

36. González Fernández RS, Crespo Valdés N, Crespo Mojena N. Características clínicas de la diabetes mellitus en un área de salud. Rev Cubana Med Gen Integr [Internet]. 2000 Abr [citado 2020 Sep 26] ; 16(2): 144-149.

Disponible en: http://scielo.sld.cu/scielo.php?script=sci_arttext&pid=S0864-21252000000200007&lng=es.

37. González G, Crespo N. Características clínicas de la diabetes mellitus en un área de salud. Rev Cubana Med 1986;25:1088-92.

38. Hernández J, González G, Crespo N. Complicaciones de la diabetes mellitus en 155 pacientes procedentes de dos áreas de salud. Rev Cubana Med 1990;29 :786-94.

39. Aldana D, Hernández Y. Evaluación de la atención al paciente diabético en el nivel primario de salud. Municipio Playa 1991. Rev Cubana Med 1995;6:97-106.

40. Crespo Valdés N, Rosales González E, González Fernández R, Crespo Mojena N, De Dios Hernández BJ. Caracterización de la diabetes mellitus. Rev Cubana Med Gen Integr. 2003;19(4). [citado 27 mar 2019] ;.Disponible en:http://scieloprueba.sld.cu/scielo.php?script=sci_arttext&pid=S0864-21252003000400004&lng=es&nrm=isopdf.

41. Ministerio de Salud Pública, Dirección nacional de registros médicos y estadísticas de salud. Anuario Estadístico de Salud, 2017. La Habana: MINSAP; 2018.

42. García Álvarez PJ, Cabreja Mola E, Estrada Brizuela Y. Morbimortalidad relacionada con el padecimiento de diabetes mellitus. AMC [Internet]. 2017 Oct [citado 27 jun 2019]; 19 (5): 450-458. Disponible en: http://scielo.sld.cu/scielo.php?script=sci_arttext&pid=S1025-02552015000500004&lng=es

43. Yanes M, Cruz J, Yanes A. Diabetes mellitus en el anciano, un problema frecuente. Rev Cubana Med Gen Integr [Internet]. Julio-Sep 2019; 45(1):1-9 [citado 27 jun 2019]; diponible en: http://scielo.sld.cu/scielo.php?script=sci_arttext&pid=S0864-21252009000200011

44. Cedeño M, Quesada L. Análisis epidemiológico de la Diabetes Mellitus. Rev. Med Costa Rica Y Centroamérica 2019; LXVII (590):331-336. Disponible en http://www.scielo.org.co/scielo.php?script=sci_arttext&pid=S0124-71072015000100010&lng=en

45. Pérez V. Respuesta adaptativa a la diabetes mellitus y su relación con el envejecimiento. Rev. Cubana Med Gen Integr [Internet].Sep 2017; 25(3):32. [citado 27 mar 2019] ;.disponible en http://scielo.sld.cu/scielo.php?script=sci_arttext&pid=S0864-21252004000400007

46. Ramos A, Aguilar M. Estudio comparativo de la incidencia de diabetes mellitus en dos áreas de salud. AMC Marzo-Abril 2016; 20(2). Disponible en: http://scielo.sld.cu/scielo.php?script=sci_arttext&pid=S102502552008000200007&lng=es&nrm=iso

47. Beltran-Sanchez H, Harhay MO, Harhay MM, McElligott S. Prevalence and Trends of Metabolic Syndrome in the Adult U.S. Population, 1999-2010. J Am Coll Cardiol. [Internet]. 2013;62(8):697-703. doi: 10.1016/j.jacc.2013.05.064. [citado 25 Feb 2019]; disponible en: https://scholar.google.com.cu/scholar?q=Prevalence+and+Trends+of+Metaboli

c+Syndrome+in+the+Adult+U.S.+Population&hl=es&as_sdt=0&as_vis=1&oi=s
cholart

48. Rydén L, Grant PJ, Anker SD, Berne C, Cosentino F, Danchin N, et al. ESC
Guidelines on diabetes, pre-diabetes, and cardiovascular diseases developed
in collaboration with the EASD: The task force on diabetes, pre-diabetes, and
cardiovascular diseases of the European Society of Cardiology (ESC) and
developed in collaboration with the European Association for the Study of
Diabetes (EASD). Eur Heart J. [Internet]. 2013;34:3035-87:[citado 25 Feb
2019]; . Disponible en:
https://academic.oup.com/eurheartj/article/34/39/3035/503593

49. Perfetty R, Barnett P, Zimmerman B, Hagen M. Novel therapeutic strategies for
the treatment of type 2 diabetes. Diabetes Metab Rev 1998;14:208-14.

50. Mateo de Acosta Fernández O. Fisiología de la Diabetes Mellitus. En
su:Diabetes Mellitus. La Habana: Ciencia y Técnica; 1971. P. 17-45.

51. Aldana Padilla D, Hernández Cuesta I, Alison Megret I, Guarnaluce Arce S.
Evaluación de la atención al paciente diabético en un área de salud. Rev
Cubana Salud Pública [Internet] 1997 [citado 27 marzo 2019];23(12): [aprox.
7p.]. Disponible en:
http://www.bvs.sld.cu/revistas/spu/vol23_1_97/spu07197.htm.

52. Valdés Ramos E, Bencosme Rodríguez N. Características clínicas y
frecuencia de complicaciones crónicas en un grupo de personas con diabetes
mellitus tipo 2 en la provincia Granma. Multimed.[Internet] 2009[citado 20 feb
2019];13(3-4):[aprox. 12p.].Disponible en:
http://www.multimed.grm.sld.cu/index.php?option=com_content&view=article&i
d=101&Ite_mid=34pdf.

53. Licea ME, Figueredo E, Perich PA, Cabrera E. Frecuencia y características clínicas de la nefropatía incipiente en personas con diabetes mellitus tipo 2 de diagnóstico reciente. Rev Cubana Endocrinol. 2003[citado 20 feb 2019];14(1): [aprox. 10p.]. Disponible en:

http://scielo.sld.cu/scielo.php?script=sci_arttext&pid=S1561-29532003000100003&lng=es.pdf..

54. Valdés Ramos E., Camps Arjona MC. Características clínicas y frecuencia de complicaciones crónicas en personas con diabetes mellitus tipo 2 de diagnóstico reciente. Rev Cubana Med GenIntegr. 2013[citado 20 feb 2019];29(2): [aprox. 10p.]. Disponible en

http://scieloprueba.sld.cu/pdf/mgi/v29n2/mgi03213.pdf

55. Hao C, Zhang C, Chen W, Shi Z. Prevalence and risk factors of diabetes and impaired fasting glucose among university applicants in Eastern China: findings from a population-based study. Diabet Med. [Internet].2014;31(10):1194-8. [citado 25 Feb 2019]. Disponible en:

https://www.ncbi.nlm.nih.gov/pmc/articles/PMC4167969/

56. Zaman FA, Borang A. Prevalence of diabetes mellitus amongst rural hilly population of North Eastern India and its relationship with associated risk factors and related co-morbidities. J Nat Sci Biol Med. [Internet]. 2014;5(2):383-8. [citado 25 Feb 2019] Disponible en:

https://www.ncbi.nlm.nih.gov/pmc/articles/PMC4121920/

57. Jahangiri-Noudeh Y, Akbarpour S, Lotfaliany M, Zafari N, Khalili D, Tohidi M, et al. Trends in Cardiovascular Disease Risk Factors in People with and without Diabetes Mellitus: A Middle Eastern Cohort Study. PLoS ONE. [Internet]. 2014;9(12):e112639 [citado 25 Feb 2019]..Disponible en:

https://scholar.google.com.cu/scholar?q=Trends+in+Cardiovascular+Disease+Risk+Factors+in+People+with+and+without&hl=es&as_sdt=0&as_vis=1&oi=scholart

58. Lowe G, Woodward M, Hillis G, Rumley A, Li Q, Harrap S, et al. Circulating inflammatory markers and the risk of vascular complications and mortality in people with type 2 diabetes and cardiovascular disease or risk factors: the ADVANCE study. Diabetes. [Internet]. 2014;63(3):1115-23. [citado 25 Feb 2019] Disponible en: https://pubmed.ncbi.nlm.nih.gov/24222348/

59. Sabir A, Ohwovoriole A, Isezuo S, Fasanmade O, Abubakar S, Iwuala S. Type 2 diabetes mellitus and its risk factors among the rural Fulanis of Northern Nigeria. Ann Afr Med. [Internet]. 2013;12(4):217-22. [citado 25 Feb 2019] Disponible en: https://ir.unilag.edu.ng/handle/123456789/6845.

60. The Emerging Risk Factors Collaboration. Diabetes mellitus, fasting glucose, and risk of cause-specific death. N Engl J Med. 2011[citado 28 mar 2019];364: [aprox. 12p.]. Disponible en: www.nejm.org/doi/full/10.1056/Nejmoa1008862.

61. Rodríguez Sáenz F, Melo Santiesteban H, Fonseca López G. Aspectos teóricos de las causas de muerte en la tercera edad. Rev Gac Med Esp [Internet]. 2017 Sep-Dez [citado 28 mar 2019]; 15(3): 603-620. Disponible en: http://scielo.sld.cu/scielo.php?script=sci_arttext&pid=S1727-8120287235487652387465&lng=pt

62. Sánchez González D, Cortés Topete MB. Espacios públicos atractivos en el envejecimiento activo y saludable. El caso del mercado de Terán,

Aguascalientes (México). Revista de Estudios Sociales [Internet]. 2016 [citado 12 may 2019]; (57), 52-67. https://dx.doi.org/10.7440/res57.2016.04pdf.

63. Pérez Armengol A, Benítez Pérez ME. Envejecer en Cuba: mucho más que un indicador demográfico. Revista Novedades en Población [Internet]. 2017 Sep-Dez [citado 28 mar 2019]; 11(22) Disponible en: http://scielo.sld.cu/scielo.php?script=sci_arttext&pid=S1817-40782015000200002&lng=pt&tlng=es

Bibliografía Consultada.

1. Martínez Sosa M. Complicaciones de la diabetes mellitus [Internet]. El Salvador: Ministerio de Salud; 2016 [citado 27 Mar 2019]. Disponible en: https://www.salud.gob.sv/archivos/pdf/telesalud_2016_presentaciones/prese ntacion23112016/COMPLICACIONES-DE-LA-DIABETES-MELLITUS.pdf

2. Ezkurra Loiola P. Guía de actualización en diabetes mellitus tipo 2 [Internet]. Badalona: Fundación redGDPS; 2017 [citado 27 Mar 2019]. Disponible en: https://www.redgdps.org/gestor/upload/2018/2017%20Guia_Patxi_bolsillo.p df

3. 3.García García E. Actualización en diabetes tipo 1 [Internet]. En: AEPap (ed.). Curso de Actualización Pediatría 2018. Madrid: Lúa Ediciones 3.0; 2018. p. 395-401 [citado 27 Mar 2019]. Disponible en: https://www.aepap.org/sites/default/files/395- 401_actualizacion_en_diabetes_tipo_1.pdf

4. Iglesias González R, Barutell Rubio L, Artola Menéndez S, Serrano Martín R. Resumen de las recomendaciones de la American Diabetes Association (ADA) 2014 para la práctica clínica en el manejo de la diabetes mellitus [Internet]. Diabetes Práctica [Internet]. 2014 [citado 27 Mar 2019]; 05(Supl Extr 2):[aprox. 21p.]. Disponible en: http://www.bvs.hn/Honduras/UICFCM/Diabetes/ADA.2014.esp.pdf

5. Castro Conde A, Marzal-Martín D. Diabetes tipo 2 en prevención secundaria. Recomendaciones de tratamiento [Internet]. Barcelona: Sociedad Española de Cardiología. Edición y Administración: Elsevier

España, S.L.U; 2018 [citado 27 Mar 2019]. Disponible en:

https://secardiologia.es/images/publicaciones/libros/2340-7352-dm2.pdf

6. Turnes Ucha AL. Introducción a la historia de la diabetes mellitus en la era pre – insulínica [Internet]. Montevideo: Sindicato Médico de Uruguay; 2007 [citado 27 Mar 2019]. Disponible en:

https://www.smu.org.uy/dpmc/hmed/historia/articulos/diabetes_melli.pdf

7. SEMERGEN Andalucía. Guía de respuestas en diabetes. Colaboración Intersociedades Andalucía. SEMERGEN [Internet]. 2014 [citado 27 Mar 2019]; Supl Extr:[aprox. 79p.]. Disponible en:

http://www.semergenandalucia.org/docs/libroDiabetes.pdf

8. López Romero D. Un recorrido por la dulce historia de la diabetes [Internet]. México: Universidad Autónoma del Estado de Hidalgo; 2010 [citado 27 Mar 2019]. Disponible en:

https://www.uaeh.edu.mx/investigacion/productos/5135/un_recorrido_en_la_dulce_historia_de_la_diabetes_1.pdf

9. Cuervo Pinto R, Álvarez-Rodríguez E, González Pérez de Villar N, Artola-Menéndez S, Girbés Borrás J, Mata-Cases M, et al. Documento de consenso sobre el manejo al alta desde urgencias del paciente diabético. Emergencias [Internet]. 2017 [citado 27 Mar 2019]; 29:[aprox. 8p.]. Disponible en: https://www.semesdiabetes.com/protocolos/

10. Sociedad Española de Médicos de Atención Primaria. Documentos clínicos. Diabetes mellitus [Internet]. Madrid: SEMERGEN. Grupo SANED; 2018 [citado 27 Mar 2019]. Disponible en:

http://formaciones.elmedicointeractivo.com/registros_respon/222_SEMERG
ENDOC/documentacion/documentacion.pdf

11. Aguilar Martín I, Drak Hernández Y, Egocheaga Cabello MI, Miranda
Fernández-Santos C, Sáez Torralba ME, Tarradellas Banchs JM.
Documentos SEMG. Diabetes mellitus Tipo 2 [DM2] en AP [Internet].
Barcelona: Grupo SANED; 2018 [citado 27 Mar 2019]. Disponible en:
https://www.semg.es/images/documentos/grupos/SEMG_manejo_derivacio
n_DM2.pdf

12. Bimbela Serrano MT, Chaverri Alamán C, García Laborda A, Lozano del
Hoyo ML, Turón Alcaine JM. Manual de Educación Individual. Diabetes
Mellitus tipo 2. Profesionales de Atención Primaria [Internet]. Aragón:
Gobierno de Aragón. Departamento de Salud; 2018 [citado 27 Mar 2019].
Disponible en:
https://www.aragon.es/estaticos/GobiernoAragon/Departamentos/SanidadBi
enestarSocialFamilia/Sanidad/Documentos/docs2/Profesionales/Salud%20p
ublica/Manual_Educacion_Terapeutica_Individual_Diabetes2_ene18.pdf

13. Galhardo Figueira AL, Gomes Villas Boas LC, Martins Coelho AC, Foss de
Freitas MC, Pace AE. Intervenciones educativas para el conocimiento de la
enfermedad, adhesión al tratamiento y control de la diabetes mellitus. Rev.
Latino-Am. Enfermagem [Internet]. 2017 [citado 27 Mar 2019]; 25:[aprox.
7p.]. Disponible en: http://www.scielo.br/pdf/rlae/v25/es_0104-1169-rlae-25-
2863.pdf

14. Valdés Ramos E, Castillo Oliva Y, Cedeño Ramírez Y. Intervención
educativa en personas con diabetes mellitus en la provincia Granma.

Revista Cubana de Medicina General Integral[Internet]. 2012 [citado 20 feb 2019]; 28(4):[aprox. 9p.]. Disponible en: http://scielo.sld.cu.

15. Marco Internacional de la Diabetes. Oficina Regional para las Américas de la Organización Mundial de la Salud 525 Twenty-third Street, N.W., Washington, D.C. 20037, United States of America.

16. Día Mundial de la Diabetes 2019. Oficina Regional para las Américas de la Organización Mundial de la Salud 525 Twenty-third Street, N.W., Washington, D.C. 20037, United States of America.

17. González Ávila, M.Más de un millón de cubanos padecen diabetes Mellitus. Cubadebate .16 agosto 2018. Disponible en: http://www.cubadebate.cu/noticias/2018/08/16/mas-de-un-millon-de-habitantes-padecen-diabetes-mellitus-en-cuba/#.XwSzbE8g61s

18. Tomky D. Diabetes education: Looking through the kaleidoscope. Clin Therap. 2013;35(5):734-9.

19. Hernández-Páez RF, Aponte-Garzón LH. Educación en diabetes: un aspecto clave de la formación actual en enfermería. Orinoquia. 2014;18(2):78-92.

20. García R, Suárez R. La educación a personas con diabetes mellitus en la atención primaria de salud. Rev Cubana Endocrinol [Internet]. 2007[citado 20 feb 2020];18(1). Disponible en http://scielo.sld.cu/scielo.php?script=sci_arttext&pid=S15612-9532007000100005&lng=es&nrm=iso&tlng=es.

21. Casanova MC, Bayarre HD, Despaigne DA, Sanabria G, Trasancos M. Educación diabetológica, adherencia terapéutica y proveedores de salud. Rev Cubana Salud Pública. 2015;41(4):677-80.

22. Pérez A, Barrios Y, Monier A, Berenguer M, Martínez I. Repercusión social de la educación diabetológica en personas con diabetes mellitus. MEDISAN [Internet]. 2009[citado 20 feb 2020];13(1). Disponible en: http://bvs.sld.cu/revistas/san/vol13_1_09/san11109.htm

23. González Fernández, RS, Crespo Valdés N, Crespo Mojena N. Características clínicas de la diabetes mellitus en un área de salud. Rev Cubana Med Gen Integr. 16(2) Ciudad de La Habana mar.-abr. 2000.

24. Rizo Sánchez M, Sandoval Rojas, K. Comportamiento clínico-epidemiológico de la diabetes mellitus, en niños y adolescentes atendidos en consulta externa, hospital Manuel de Jesús Rivera "la mascota" durante enero 2012 – junio 2014. [tesis de investigación para optar al título de médico y cirujano general]. Universidad nacional autónoma de nicaragua.2016.

25. Estrada Vaillant A, Hernández Hernández R, Izada Carnesoltas LT, González Gil A, Quiñones Cabrera D, Cabrera Dorta T.Características clínico-epidemiológicas de la Diabetes Mellitus tipo 2 en el Policlínico Milanes. Municipio Matanzas. 2017. 39(5) Revista Médica Electrónica. Matanzas.

Anexos

Anexo # 1

Ficha de recolección de datos

I. Nombres y apellidos:________________________________

II. CMF:______________

III. Edad:_____ años

IV. Sexo: F___   M___

V. Raza: B___   M____   N___

VI. Nivel escolar: _______________

VII. Zona de Procedencia : Urbano_______   Rural_______

VIII. Tipo de Diabetes. Tipo I_______   Tipo II______

IX. Comorbilidad:

Hipertensión arterial____, AVE isquémico____, EPOC____

Epilepsia____, Asma bronquial____, Insuficiencia cardiaca.

Otros____.

X. Factor de riesgo asociado

Hábitos higiénicos dietéticos inadecuados ____

Sedentarismo____

Obesidad____

Antecedentes familiares de diabetes____

Consumo inadecuado de algunos medicamentos____.

Madres de macrofetos (superior a 4500g) ____

Hábitos de fumar____

Hipercolesterinemia____

Hipertensión arterial____

Anexo # 2

Tabla 1. Pacientes con Diabetes Mellitus según edad cronológica.

23	40	44	57	56	59	49	54	56	61
61	66	44	92	64	52	54	48	60	49
15	30	47	46	50	61	66	58	47	62
54	76	65	87	77	67	57	68	70	60
82	68	38	68	46	61	92	53	80	82
55	48	21	67	56	70	68	61	43	49
55	24	68	47	50	65	71	56	22	53
90	39	56	69	71	76	61	28	96	49
52	9	55	60	80	66	43	58	62	49
58	69	52	41	45	39	59	22	80	66
55	68	79	68	59	60	68	56	57	54

Fuente: Historias clínicas individuales.

Media: 56.9   Moda: 68   Rango: 9-92 años

Gráfico 1. Pacientes con Diabetes Mellitus según edad cronológica.

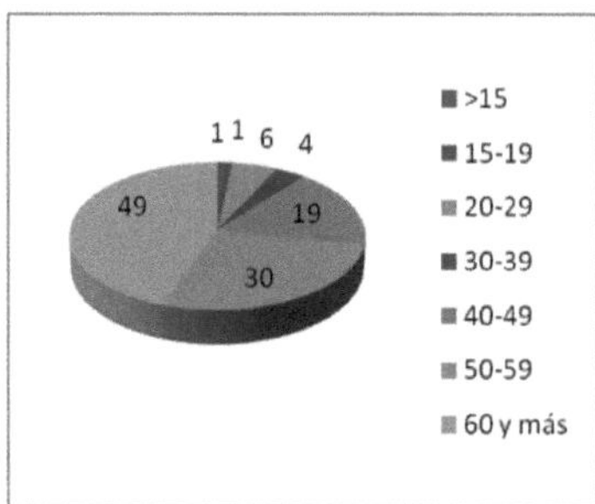

Fuente Tabla 1

Dra. Bárbara Rosa Pineda Machado

Gráfico 2. Pacientes con Diabetes Mellitus según sexo.

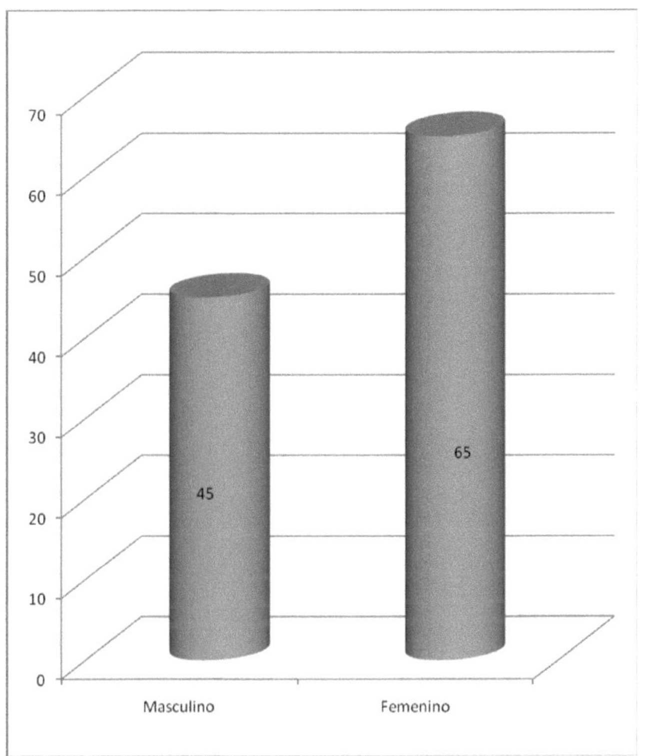

Fuente Tabla 2

Anexo # 4

Gráfico 3.Pacientes con Diabetes Mellitus según edad y sexo.

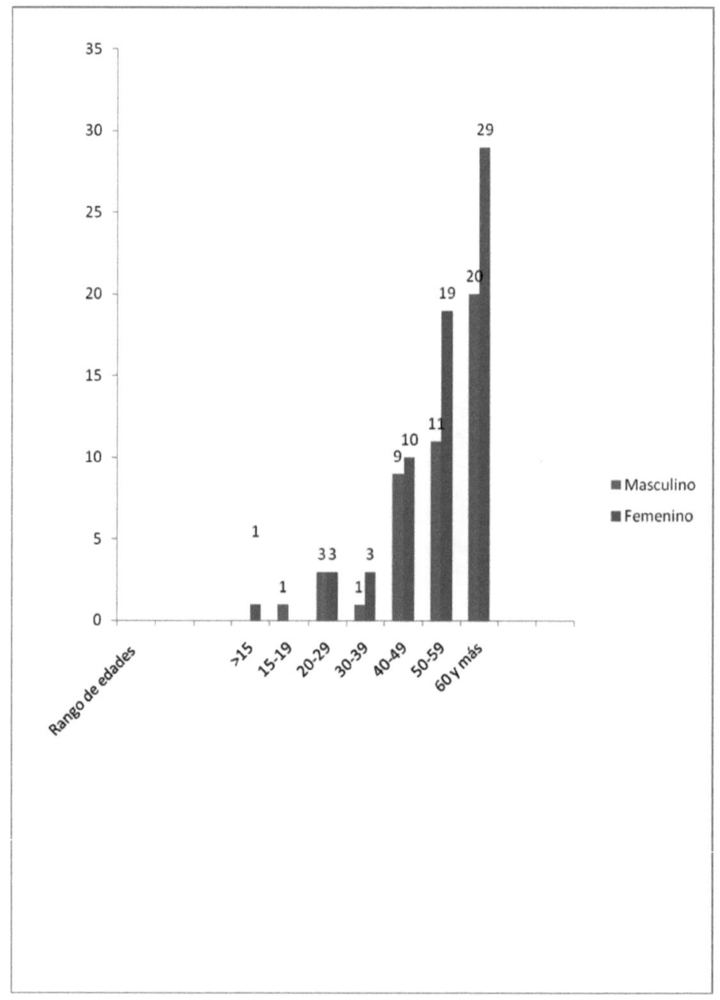

Fuente Tabla 3

Anexo # 5

Gráfico 4. Pacientes diabéticos según raza, zona de residencia, nivel escolar y clasificación etiológica.

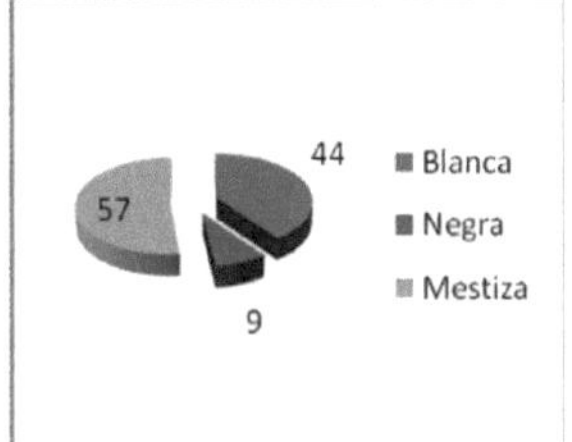

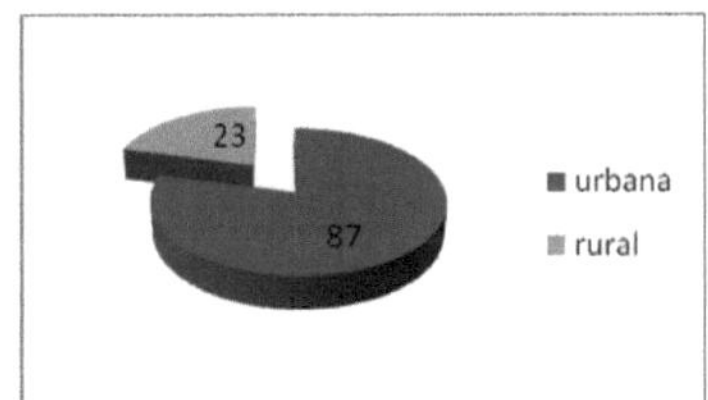

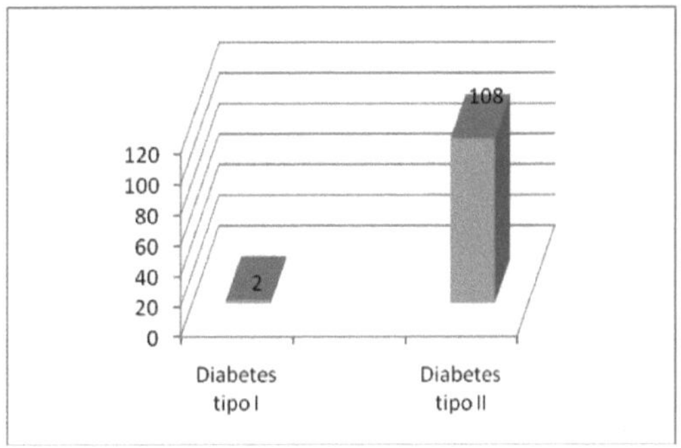

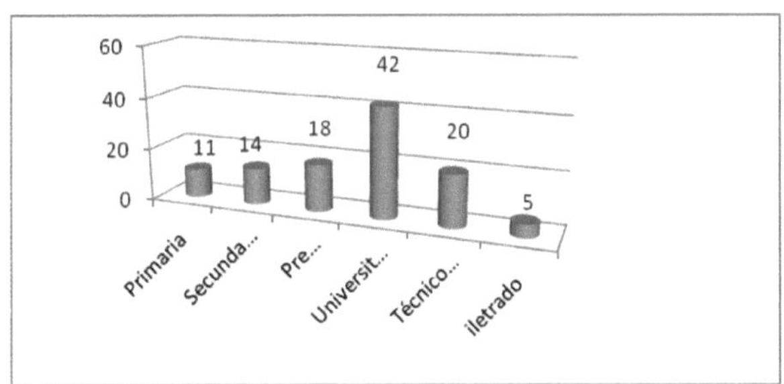

Fuente Tabla 4, 5,6 y 7

Gráfico 5

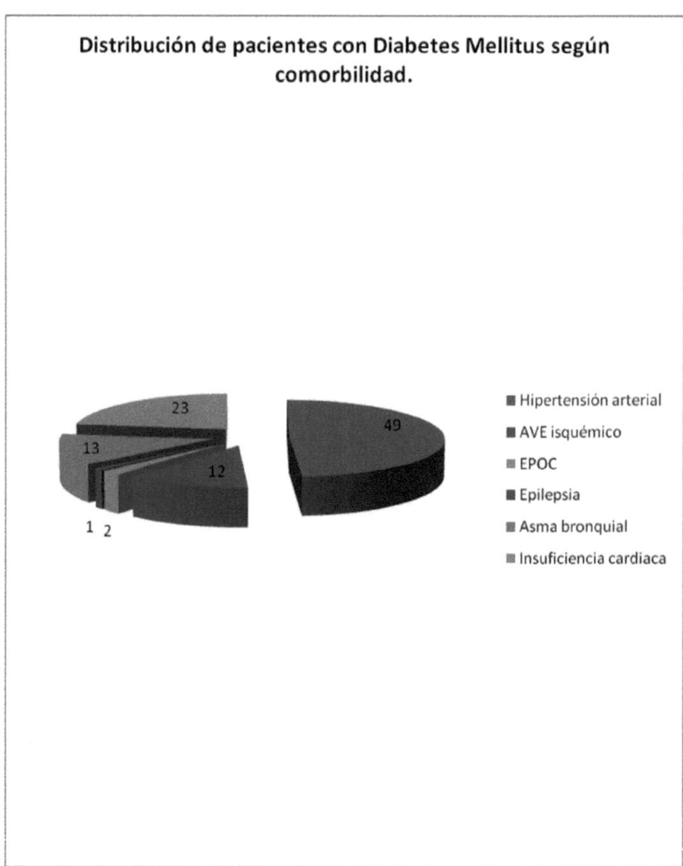

Fuente: Tabla 8

Anexo # 7

Gráfico 6. Pacientes con diabetes Mellitus según factores de riesgo asociado.

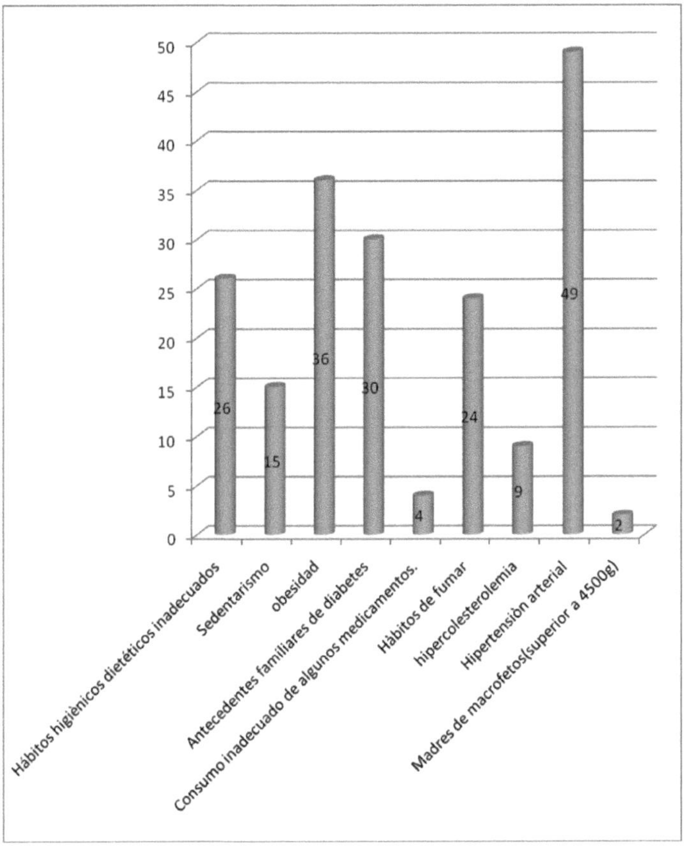

Fuente: Tabla 9

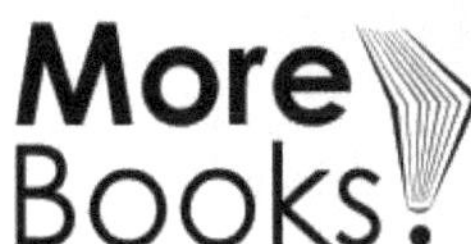

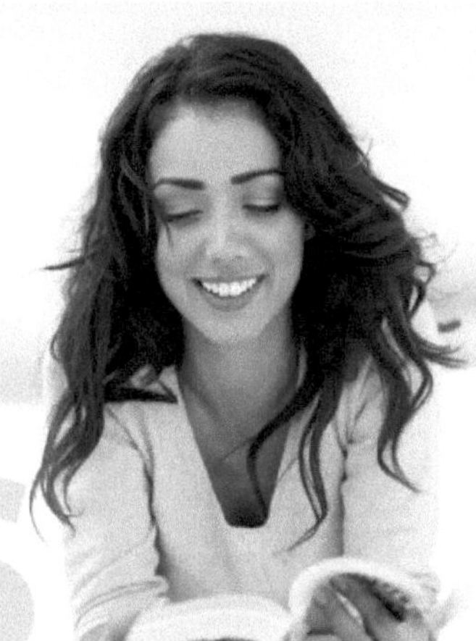

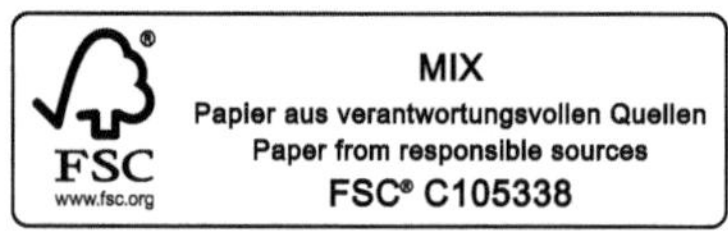

Printed by Books on Demand GmbH, Norderstedt / Germany